COUP D'OEIL

SUR LES DIVERSES OPINIONS ÉMISES

CONCERNANT LES CAUSES PRODUCTRICES

DU

CHOLÉRA – MORBUS ÉPIDÉMIQUE;

Par A.-B. FRIZON, de Marseille,

DOCTEUR EN MÉDECINE DE LA FACULTÉ DE MONTPELLIER, EX-CHIRURGIEN
DE MARINE ET MÉDECIN TITULAIRE DES DISPENSAIRES DE LA GRANDE
MISÉRICORDE ET AUTRES OEUVRES, MEMBRE CORRESPONDANT
DE LA SOCIÉTÉ ROYALE DE MÉDECINE DE BORDEAUX, &c., &c.

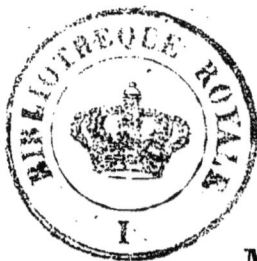

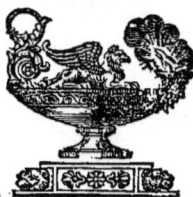

MARSEILLE.

IMPRIMERIE D'ACHARD, MARCHÉ DES CAPUCINS, N° 4.

1836.

AVANT-PROPOS.

Lorsque par suite des faits que nous avions observés, rappelant à notre souvenir l'expérience des siècles qui nous ont précédés et les savantes leçons de nos maîtres, nous eûmes acquis la conviction que les causes productrices du choléra qui ravageait notre belle cité étaient étrangères à nos climats, par conséquent importées, notre conscience nous imposa l'obligation, dans l'intérêt de nos concitoyens, de donner de la publicité à notre opinion, afin que des précautions pussent être dirigées contre ce terrible fléau.

A cette époque, notre œuvre fut accueillie par les sarcasmes de nos confrères non contagionistes et l'approbation *silencieuse* du petit nombre qui partageait notre manière de voir. Cependant, forts de notre croyance, nous gardâmes l'espérance de voir se rallier à nous, par la force des choses, la plupart de ceux-là même qui en étaient le plus éloignés: notre attente n'a point été trompée. Un grand nombre de médecins de cette ville conviennent aujourd'hui que le choléra a été occasioné par des causes importées, et Messieurs les professeurs de la faculté de médecine de Montpellier sont venus à l'appui de notre opinion, en considérant cette maladie comme produite *par un principe spécifique et reproductible, dont l'importation leur paraît démontrée sans le moindre doute.*

Cependant, bien que l'opinion publique ait fait aussi en partie justice des divers systèmes par lesquels nos novateurs modernes ont voulu expliquer l'apparition du fléau cholérique en Europe, le doute répandu sur la véracité des faits nombreux recueillis dès la plus haute antiquité, a ébranlé nombre de conviction, et les idées d'électricité et d'altération des principes constituants de l'air, comme causes productrices de cette terrible maladie, agitent encore bien des intelligences; montrer le vide de ces systèmes, et prévenir, en tant qu'il est en notre pouvoir, de nouvelles calamités, tel est le but que nous nous sommes proposé en publiant cet opuscule.

COUP D'ŒIL

SUR LES DIVERSES OPINIONS ÉMISES

CONCERNANT LES CAUSES PRODUCTRICES

DU

CHOLÉRA-MORBUS ÉPIDÉMIQUE.

L'IRRUPTION du fléau cholérique en Europe, frappant les populations d'horreur et d'épouvante par l'étendue de ses ravages, a dû nécessairement intéresser toutes les intelligences ; mais c'est notamment en Allemagne, en Angleterre et en France, que les savants se sont évertués pour expliquer l'apparition, la nature et la propagation de ses causes productrices. Des théories plus ou moins ingénieuses, plus ou moins captieuses, établies à grands frais d'imagination, ont surgi de toutes parts et fourni des explications plus ou moins subtiles : c'est ainsi que les uns ont eu recours à une cause cosmique (1) ou à un effet électro-magnétique (2); d'autres, à l'influence d'une altération particulière des principes constituants de l'air ou à un agent morbifique, très-volatil, désigné sous le nom de sémina ; quelques-uns, à l'état géologique des lieux ou à la présence, dans l'atmo-

(1) Cause provenant de l'état durable ou momentané de l'univers.
(2) Réunion des principes électriques et magnétiques, principes considérés aujourd'hui comme identiques.

sphère, d'animalcules venimeux ; le plus grand
nombre, enfin, à celle de miasmes ou exhalaisons
délétères (1). C'est en vain que, dans ce vague
immense, l'on cherche une vérité bien constatée ;
tous ces systèmes, fondés sur des hypothèses,
plutôt que sur l'exacte observation des faits,
semblent fournir la preuve de notre ignorance.

Les premières de ces opinions tendent à établir que les causes productrices du choléra se
forment dans les lieux où la maladie apparaît ;
les autres, à prouver, par contraire, qu'elles y
arrivent de leur propre volonté, ou qu'elles
voyagent dans l'atmosphère par l'action des
vents, se portant ainsi à des distances plus ou
moins éloignées, et tombant à l'improviste sur
les villes à peu près comme un ballon : quoique
la plupart de ces opinions impliquent contradiction à la marche ordinaire des phénomènes
de la nature, elles n'en sont pas moins accréditées
dans le monde médical ; notre but n'est pas
d'entrer ici dans tous les détails qu'exigerait leur
réfutation pleine et entière, ce serait un travail
qui nous entraînerait au-delà des bornes que
nous nous sommes prescrites ; seulement nous

---

(1) On entend par miasmes les molécules d'un gaz délétère, in-
appréciable à nos sens et à tous nos moyens d'investigation, mais
dont l'existence nous est démontrée par les effets. Les miasmes
sont en chimie ce que les derniers atomes sont en physique : l'une
n'a pas plus de moyens pour déterminer la composition de quelque
miasme, que l'autre n'a d'instruments pour mesurer un atome isolé.

jetterons un coup d'œil rapide sur chacune d'elles, afin de donner une idée de leur degré de
probabilité.

Tout change et se renouvelle dans la nature,
tout, dans le monde physique comme dans le
monde moral, est soumis à des mutations, des
altérations et des transformations qui se succè-
dent d'une manière non interrompue; les rapports des divers systèmes planétaires, ceux des
corps célestes entre eux ou avec la terre varient
continuellement, et notre globe lui-même
éprouve des modifications perpétuelles, qui pré-
parent, dans la suite des temps, les bouleverse-
ments et les catastrophes dont l'histoire nous
fait mention.

C'est à ces étonnants effets, qui constamment
se passent dans l'universalité des choses créées,
que, dans l'enfance des sciences, nos anciens
crurent devoir attribuer toutes nos affections;
ils n'avaient pu reconnaître alors qu'une harmo-
nique loi de la toute-puissance lie entre eux tous
les phénomènes de la nature, maintient, dans
des limites tracées pour tous les temps, les globes
qui se meuvent dans l'immensité, et constitue
l'état durable de l'univers.

C'est ainsi qu'ils établirent un système que
les astrologues et la plupart des médecins de
l'antiquité adoptèrent, et qui rapportait à l'influence des corps célestes tous les changements
de notre organisme; dès-lors, la santé, les ma-

ladies, les passions, les événements de la vie, tout enfin, dans le corps humain, fut considéré comme subordonné à l'action des planètes.

C'est encore sous l'influence de ce système que, plus tard, quelques médecins, ayant vu des maladies épidémiques se manifester en même temps ou peu après que quelque phénomène terrestre ou céleste, crurent devoir expliquer leur développement par l'apparition d'une comète, d'une éruption volcanique ou d'un tremblement de terre; aussi un physicien américain, M. Noah Webster, admettant cette opinion, a recueilli un grand nombre d'exemples de maladies épidémiques survenues en même temps que l'un de ces grands troubles de la nature; enfin, dans ces derniers temps, Schnurrer, confiant en l'autorité de Joubert, Jackson, Chenot, etc., qui ont signalé l'influence de la lune sur le développement de diverses maladies pestilentielles, semble accorder lui-même une grande part à cette planète dans la production de ces maladies : bien que les progrès des sciences physiques aient fait une entière justice de ces opinions chimériques, on a tout nouvellement tenté de les exhumer, en rapportant le développement des causes productrices du choléra à l'influence d'une cause cosmique.

Nul doute qu'une cause cosmique, c'est-à-dire une anomalie effectuée dans l'harmonie de l'univers par la destruction, le déplacement, la sortie de leur orbite de l'un ou de plusieurs des nombreux globes qui roulent dans l'espace, étendrait infailliblement son influence jusqu'à nous, quelque fût son éloignement, en déterminant une pression ou un vide plus ou moins grand de notre atmosphère; mais cette hypothèse peut-elle raisonnablement servir de base à un système qui tend à expliquer le développement des causes productrices du choléra? Nous ne le pensons pas; car s'il était vrai que ces causes productrices dussent leur origine à une cause cosmique, elles auraient indubitablement manifesté leur présence sur la presque totalité de la sphère terrestre; une modification des forces attractives et répulsives, qui maintiennent les astres dans leurs cercles d'évolution, se serait opérée; les variations barométriques l'auraient d'abord indiquée, et des changements appréciables dans tout ce qui a vie, végétaux et animaux, en auraient été le résultat; il y a plus, l'harmonie de l'univers aurait été troublée : or, comme rien de semblable ne s'est offert à l'observation des hommes, la cause cosmique ne git probablement, comme cause prochaine ou éloignée du fléau cholérique, que dans l'imagination de quelques cerveaux creux.

L'électricité, encore peu connue au commencement du siècle dernier, a été, pour les physiciens modernes, un sujet de recherches et d'études profondes; la plupart des phénomènes variés autant que remarquables qu'elle produit dans sa manifestation et sa manière d'agir, ont été calculés avec une admirable précision ; mais quels que soient les immenses progrès que, dans ces derniers temps, les sciences physiques et naturelles aient fait sur cette branche des connaissances humaines, quelles que soient les probabilités acquises sur le rôle important que doit jouer l'électricité dans l'organisation des animaux, et même dans l'univers, nous ne possédons encore aucune notion bien précise sur sa nature.

Trois hypothèses également soutenues partagent les physiciens à cet égard ; les uns admettent que les effets de l'électricité sont dus à un fluide impondérable, incoercible, et les autres les attribuent à une vibration particulière des molécules des corps ; de plus, parmi les premiers les opinions sont aussi partagées : d'après les uns, il existe deux fluides auxquels on a donné les noms de *vitré* et de *résineux*, et suivant les autres, il n'existe qu'un fluide qui, se trouvant en plus ou moindre proportion dans les corps, présente les deux états indiqués par les noms de *positif* et de *négatif*; enfin, depuis 1820, époque de la découverte du physicien danois AERSTED, qui prouva qu'un corps à travers lequel les électricités se déchargent devient magnétique, l'on considère assez généralement les phénomènes de l'électricité et ceux du magnétisme, comme des manifestations diverses d'une seule et même force que l'on désigne par le nom d'électro-magnétisme.

Quoi qu'il en soit, quelques auteurs modernes attachent une grande importance à l'état électrique de l'air, comme cause de quelques maladies épidémiques, et quoique les études de Volta et celles de M. de Saussure aient rendu cette supposition très-contestable, elle vient cependant d'être reproduite, à l'occasion du choléra-morbus épidémique, par des hommes d'un très-grand mérite. Il est vrai qu'elle apparaît au premier abord, comme parée de tous les attraits de la vérité; mais si, dégagés de toute idée préconçue et de l'autorité de grands noms, nous recherchons attentivement quels peuvent être les effets nécessaires, inévitables, d'une modification des fluides électro-magnétiques extérieurs, nous ne trouverons dans cette opinion qu'une supposition gratuite.

D'abord, d'une part, l'influence de l'électricité extérieure est à peu près nulle sur l'homme dans l'état naturel, ce que prouvent les nombreuses expériences de Read, qui vit changer l'électricité positive en électricité négative environ cent cinquante fois, sur trois cent quatre-vingt-dix-sept épreuves qu'il fit à ce sujet, sans qu'il en résultât aucun effet particulier; de plus, la quantité de ces fluides existant dans l'atmosphère des pays peu élevés au-dessus de la mer, où les maladies épidémiques sont les plus communes, est à peine appréciable à nos instruments les plus exacts; d'autre part, les fluides électriques ou magnéti-

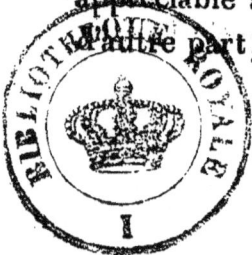

2*

ques, généralement répandus, ne sauraient être modifiés dans leur nature ni dans leurs quantités, soit en plus soit en moins, sans que les forces d'attraction et de répulsion de la terre n'éprouvassent à leur tour une modification, et que de grands changements instantanés ne survinssent dans tous les êtres ; or, cette supposition d'un état électrique particulier de l'air, que rien ne justifie, ne saurait expliquer la formation des causes productrices du choléra.

Mais, a-t-on dit, une circonstance inconnue de l'électro-magnétisme tellurique, ou bien un défaut d'harmonie électrique entre les corps organisés et les fluides électro-magnétiques répandus dans l'atmosphère, peuvent bien être la cause première, efficiente, du choléra-morbus épidémique. Ces deux hypothèses ne nous paraissent pas plus heureuses que la précédente.

En effet, rien jusqu'ici n'a pu légitimer la première, malgré que des physiciens d'un grand nom aient mis hors de doute les courants électriques comme moyen de propagation de ces fluides, il est pourtant impossible d'admettre qu'une série de troubles électro-magnético-telluriques, s'enchaînant depuis Java jusqu'aux îles Britanniques, et à travers l'Océan, jusques en Amérique, ait pu s'effectuer avec tant de lenteur, et n'ait produit d'autres effets qu'une maladie épidémique, alors surtout qu'il reste prouvé que la terre est le réservoir commun de l'électricité.

Du reste, les auteurs qui ont vaguement avancé cette supposition, doutent eux-mêmes de l'existence d'une électricité tellurique indépendante de l'électricité atmosphérique, dès que, pour soutenir leur assertion, ils s'étayent sur ce que, dans quelques cas infiniment rares, la maladie semble s'être manifestée à la suite d'un orage, et que l'aggravation ou la récrudescence de l'épidémie cholérique, dans les lieux qu'elle a ravagés, paraît être survenue toutes les fois que, par l'effet d'un orage, l'atmosphère était surchargée d'électricité ; mais si le choléra avait été produit par de semblables circonstances, ne se serait-il pas déclaré sur plusieurs groupes d'individus à la fois, qui auraient été comme frappés par la foudre, effet inévitable d'un courant électrique, puisque, même d'après les auteurs de cette hypothèse, ces courants sont doués de propriétés opposées aux courants électro-vitaux ? Nous pensons donc qu'il serait parfaitement inutile de nous arrêter plus long-temps à réfuter cette opinion, qui nécessairement rentre dans la seconde que nous allons examiner.

Les phénomènes par lesquels l'électricité atmosphérique manifeste sa présence, soit que produits par une vibration particulière des corps, ainsi que le pensent quelques grands physiciens de notre époque, soit qu'ils dépendent, suivant DUFAY et SYMMER, de ce que le fluide *vitreux* ou *positif* et le fluide *résineux* ou *négatif* acquièrent l'un ou l'autre de la prédominance et tendent à se mettre en équilibre, soit, enfin, que considérant le fluide électrique comme unique, ainsi que nous l'a enseigné FRANKLIN, il y ait seulement défaut d'équilibre de ce fluide dans le corps nuageux, toujours est-il que ces phénomènes ou changements électriques ne paraissent provenir que d'un grand dégagement d'électricité que le frottement opère, ou bien, que du plus ou moins d'accumulation de fluide électrique qu'un point de l'atmosphère acquiert dans certaines circonstances météorologiques; eh bien, lorsque par un temps d'orage l'électricité est plus ou moins développée et mise en action par l'attrition des nuages, l'impression qu'elle produit sur l'organisme animal n'est-elle pas fugitive comme la cause qui la fait naître, pour ceux même chez qui une maladie de langueur a suscité une prééminence du système nerveux au détriment des autres systèmes? Cas dans lequel il devrait y avoir évidemment défaut d'équilibre électrique.

Ce principe immatériel des phénomènes les plus complexes et les plus imposants, paraît, à la vérité, jouer le plus grand rôle dans la manifestation des actes de la vie organique; il hâte l'incubation, favorise l'accroissement des végétaux, et, suivant WILSON PHILIPS, l'action d'un courant galvanique, parcourant les nerfs pneumo-gastriques, supplée à l'action vitale dans la fonction de la digestion; il y a même lieu de

présumer, d'après les expériences de MM. Prévot
et Dumas, et celles de M. Dutrochet, que les
fonctions les plus cachées de nos organes, telles
que la circulation des fluides, les diverses sécré-
tions et les actions moléculaires, ne s'opèrent
que par suite d'une influence électrique; mais
s'en suit-il que le développement du choléra
puisse être l'effet d'une action de ce fluide ? Nous
croyons pouvoir nous prononcer pour la négative; en effet, il est entièrement reconnu que
l'organisme animal est le meilleur conducteur
des fluides électro-magnétiques, proposition évidemment démontrée par la nécessité qu'il y a
d'isoler complètement l'homme de la terre au
moyen d'un tabouret isolant dont les pieds sont
en verre, etc., toutes les fois que, dans l'intention de modifier un état pathologique, l'on veut
le soumettre à l'action électrique; cette propriété
nous paraît être la cause de ce que nous n'éprou-
vons que très-rarement, dans l'état physiologi-
que, un dérangement léger, fugitif, et souvent
insaisissable, des changements électriques extérieurs ou atmosphériques. S'il en pouvait être
autrement, il n'y aurait pas de raison, ce nous
semble, pour que la machine organique ne fût
troublée à chaque fois que les fluides électriques
extérieurs varieraient du *positif* au *négatif;* et
chacun sait fort bien que ces variations sont très-
fréquentes. Or, cette perturbation de l'organisme
n'ayant point lieu, n'est-ce pas une preuve ma-

nifeste de ce que l'électricité intérieure des corps
organisés ne cesse, pour ainsi dire, jamais d'être
en équilibre, et dans un état de parfaite harmonie avec l'électricité extérieure soit atmosphérique ou tellurique.

Comment donc concevoir qu'une modification
de ce fluide, ou même un changement dans la
direction des courants électro-magnétiques,
puisse être la cause première et productrice d'une
maladie épidémique qui frappe aussi bien les
forts que les faibles, qui ne sévit pas à la fois et
dans le même temps sur un rayon d'une grande
étendue, qui ne se manifeste pas également dans
les campagnes comme dans les villes, et dont la
période d'incubation est ordinairement de vingt-
quatre à quarante-huit heures, et quelquefois de
huit jours, même au-delà, ainsi que s'en est as-
suré, le premier en France, M. le docteur Gendron, qui a observé le choléra dans les petites
localités.

En admettant, toutefois, que l'affection cholérique est l'effet d'une action électrique, cette
action, chargée par le système nerveux, n'agi-
rait-elle pas avec force communicative pendant
tout le temps de la première période du mal?
Et alors, n'en résulterait-il pas que cette maladie
devrait être éminemment contagieuse pour qui-
conque approcherait du malade, puisqu'il est
d'observation constante qu'un individu placé
sous l'influence d'une action électrique, fait

participer à cette action toutes les personnes qui se mettent en communication avec lui?

On pourrait nous objecter, peut-être, qu'alors que l'on soumet un individu, sain ou malade, à l'action électrique, l'électricité que charge le système nerveux n'a plus de faculté d'action ni de communication dès l'effet produit, l'électrisé cessant d'être isolé, pour tout autre individu mis alors en contact avec lui, que, par conséquent, le choléra ne serait point contagieux par cela même qu'il résulterait d'une action électrique; qui ne voit que, dans cette circonstance, l'action de l'électricité ne demeure pas continue dans la personne qui y a été soumise, qu'elle ne fait qu'y passer et s'anéantir, au contraire, aussi promptement qu'elle s'est manifestée; mais l'action électrique qui aurait produit le choléra, ne serait-elle pas constante et soutenue pendant la première période du mal, puisque c'est à cette période que s'observe une grande excitation du système nerveux, jointe à des contractions désordonnées des muscles de la vie organique et de celle de relation, ainsi que des tiraillements à l'épigastre, une pénible sensation qui fait voir des éclairs, une saveur particulière du suc salivaire, une sorte de goût métallique, phénomènes plus ou moins marqués de l'action électrique?

Ne serions-nous donc pas autorisé de penser, dans l'hypothèse qu'une action encore inconnue de l'électricité fût la cause productrice du cho-

3

léra, que cette maladie porte en elle un caractère absolu de transmissibilité, pendant au moins les premiers instants de sa manifestation ou l'apparition de ses premiers symptômes? Chose unique! Les auteurs qui émettent cette opinion sont précisément non contagionistes : quelle conséquence! Quelle logique!

Nous sommes loin cependant de méconnaître l'influence que peut exercer l'électricité atmosphérique sur le développement des causes productrices d'une épidémie; nous concevons même qu'elle peut, par une sorte d'affinité, selon qu'elle est plus ou moins mise en action, donner plus d'activité et de force à certaines causes productrices; mais rien, dans l'état actuel de la science, ne peut nous démontrer qu'elle puisse les produire et les former de toutes pièces. En conséquence, la théorie électro-magnétique nous paraît plus spécieuse que vraie.

L'idée d'une altération ou modification des principes constituants de l'air, comme cause efficiente du développement des maladies épidémiques, n'est point nouvelle; HIPPOCRATE et les anciens ajoutaient à cette idée une foi robuste; mais bien que, dans quelques circonstances, l'altération des principes constituants de l'air puisse être soupçonnée, les expériences de VOLTA, de GATTONI et de M. de SAUSSURE n'ont rien appris à cet égard, et les progrès des sciences physiques l'ont fait abandonner, depuis long-temps,

comme ne pouvant fournir aucune solution sa-
tisfaisante.

Cependant, renouvelée tout récemment à
l'occasion du choléra, cette idée semble compter
aujourd'hui bon nombre de partisants; l'air,
disent-ils, peut être altéré dans ses principes
constituants, par des influences générales ou
locales, et reproduire les maladies exotiques les
plus graves sans le secours d'un germe importé.
Examinons, en tant que le permet l'état actuel
de la science, les probabilités de cette assertion.

L'air atmosphérique, qu'Hippocrate appelait
avec juste raison *pabulum vitæ*, est un fluide
gazeux, composé de vingt-une parties d'oxigène,
soixante-dix-huit $\frac{999}{1000}$ d'azote, d'un atome ou
$\frac{1}{1000}$ de gaz acide carbonique et d'une quantité
variable de gaz aqueux ou vapeur d'eau; indé-
pendamment de ces substances, qui sont à bon
droit considérées comme étant les principes
constituants de l'air, puisqu'elles ont été constamment trouvées dans tous les points de la
couche atmosphérique, sur les plus hautes
montagnes, dans les vallées, à plusieurs milliers
de toises au-dessus de la surface du globe, sous
la ligne, au voisinage des pôles, etc., l'oxigène
et l'azote ou nitrogène dans des proportions presque toujours les mêmes, le gaz acide carbonique
variant en raison des saisons et suivant que les
animaux, les plantes et la combustion en développent plus ou moins, et le gaz aqueux chan-

3*

geant selon les diverses températures, l'air atmosphérique contient encore du fluide électrique, du calorique, de la lumière et une foule de matières qui s'échappent du sol et s'y volatilisent incessamment.

À l'égard du calorique et de la lumière, nous devons signaler ici que la nature de ces corps impondérés nous est encore entièrement inconnue; suivant Newton, la lumière est un fluide émané des corps lumineux; Descarte, Hyghens et Euler, par contraire, la considèrent comme un fluide généralement répandu et mis en vibration par ces corps, et tout récemment MM. Berard, Thenard, etc., comme un fluide identique au calorique, lequel, à son tour, est regardé par M. Davy, comme un composé des fluides électriques.

Quoi qu'il en soit, la réunion de ces principes constitue l'atmosphère qui entoure la terre, au milieu duquel nous sommes constamment plongés et dont la hauteur est estimée à environ neuf lieues géographiques; cette atmosphère, parfaitement assortie aux fonctions de l'économie animale, est destinée à entretenir la vie en fournissant les éléments nécessaires à la respiration et en exerçant sur l'organisme diverses influences.

L'étude de ces diverses influences étant totalement étrangère à notre sujet, nous la passerons sous silence; seulement nous nous occuperons de la prétendue altération de l'air,

abstraction faite des principes ou exhalaisons terrestres qui par leur mélange avec l'atmosphère peuvent momentanément et partiellement le vicier.

Les qualités de l'air d'un pays affecté d'épidémie, comparé à celui d'un pays exempt du
mal, n'ont offert par l'analyse aucune différence ;
cette étude faite à diverses époques, par les
plus habiles chimistes, et, en ces derniers temps,
par M. Th. de Saussure, à qui la science est
redevable de tant d'expériences intéressantes, a
toujours produit le même résultat ; peu satisfait
de ces tentatives, Serulas, présumant que le
principe cholérique s'attachait de préférence à
la vapeur d'eau contenue dans l'atmosphère,
rassembla, par la congélation, une certaine
quantité d'eau tenue en suspension dans l'air
des salles des cholériques, l'analyse de cette
eau montra qu'elle ne renfermait que ses principes constituants ; si donc nous admettons une
altération ou modification des principes constituants de l'air, indépendante de toute exhalaison
miasmatique, nous sommes réduits à la considérer comme étant insaisissable au moyen de
nos meilleurs instruments eudyométriques, par
conséquent, tout à fait conjecturale, et si, rai-
sonnant dans cette hypothèse, nous voulons
rechercher, par la pensée, la nature de cette
prétendue altération, nous trouvons que nos
conjectures sont toutes négatives en ce qui
concerne le choléra.

Nous avons vu que l'oxigène, l'azote, le gaz acide carbonique et le gaz aqueux sont considérés comme étant les principes constituants de l'air atmosphérique ; ces principes n'ont pu être modifiés dans leurs rapports respectifs, puisqu'ils ont toujours été trouvés les mêmes, toutes les fois que l'on a fait l'analyse de l'air, malgré que les végétaux absorbent une certaine quantité de gaz oxigène pendant la nuit, qu'ils transforment en acide carbonique pendant le jour, et que les animaux s'emparent encore de l'oxigène dans l'acte de la respiration, et rendent l'azote et le gaz acide carbonique par l'expiration, les proportions intrinsèques des gaz oxigène et azote restent toujours intactes dans l'atmosphère, ce n'est donc que dans une nouvelle combinaison ou dans une décomposition d'une bien faible portion de l'un ou de plusieurs de ces principes que nous devons rechercher cette prétendue altération.

A cet effet, nous savons que, dans certaines circonstances météorologiques, certains nuages produisent, par leur attrition, un phénomène particulier que nous appelons *tonnerre*, les causes de ce phénomène doivent tenir à quelque action chimique, mais elles nous sont entièrement inconnues, seulement, la formation d'une très-faible quantité d'un gaz sulfureux, qui bientôt se trouve anihilé dans l'air, paraît être l'effet de cette action électrique.

Pourrait-on supposer que, dans quelque circonstance encore inconnue de l'action électrique, il y a, ainsi que dans le phénomène de la foudre, formation d'un gaz sulfureux assez abondant pour compromettre la santé des êtres vivants et produire le choléra ? Mais ce gaz n'aurait pu, ce nous semble, trahir notre odorat ; il n'aurait pu non plus demeurer toujours suspendu dans l'air atmosphérique, étant en grande quantité, sans subir à son tour de nouvelles combinaisons, le gaz sulfureux ayant surtout beaucoup d'affinité pour l'oxigène ; en admettant le principe, qu'il s'unit encore à une portion d'oxigène, ne se serait-il pas condensé, et passant à l'état d'acide sulfurique, par suite de cette condensation, ne serait-il pas tombé sur la surface de la terre ?

Cavendich prétend que l'on peut produire de l'acide nitrique, avec un mélange de gaz oxigène et de nitrogène, quand on mêle de l'air atmosphérique avec quatre fois son volume de gaz oxigène humide, et qu'on fait passer des étincelles électriques à travers le tout. Dans cette expérience une portion du nitrogène brûle le long de l'étincelle, et se convertit en acide nitrique.

Le gaz nitrogène entrant en grande proportion parmi les substances que nous avons signalées comme étant les principes constituants de l'air, peut-on conjecturer que, par l'effet de l'action électrique, une combinaison semblable à celle opérée par CAVENDICH ait pu s'effectuer dans l'atmosphère et donner naissance à un gaz nitreux, c'est-à-dire à un protoxide ou un deutoxide d'azote, qui étendu et conduit par les vents, aurait produit, chez certains individus soumis à son influence, les phénomènes pathologiques que l'on observe dans le choléra?

Cette décomposition des principes constituants de l'air nous paraît encore moins probable que la prédédente, quoi qu'en disent quelques médecins; d'abord, elle ne saurait s'opérer sans une augmentation du gaz oxigène dans l'air atmosphérique, et cette augmentation n'a pas été constatée; néanmoins, si elle avait eu lieu, sans cette augmentation d'oxigène, le gaz nitreux répandu dans l'atmosphère aurait rougi les couleurs végétales, si par sa faible quantité il n'avait pu produire cet effet, il aurait été du moins appréciable au moyen de nos instruments eudyométriques, plus encore à notre odorat; de plus, s'unissant, par son affinité, à une plus grande quantité d'oxigène, il aurait passé à l'état d'acide nitrique et ainsi condensé, aurait été entraîné par son propre poids; du reste, si de semblables altérations des principes constituants de l'air pouvaient s'effectuer dans le grand laboratoire de la nature, il n'y aurait pas de raison pour qu'elles ne se fussent opérées déjà bien des fois, et tout porte à croire que la propriété caustique d'un gaz oxide nitreux, ainsi que celle d'un gaz sulfureux, occasioneraient des phénomènes pathologiques bien différents de ceux qu'a présenté le choléra.

Le gaz acide carbonique, avons-nous dit, varie dans ses proportions, suivant que les plantes, les animaux et la combustion en développent plus ou moins; il s'en suit que ce gaz peut se trouver dans l'air de certaines localités, en plus grande quantité qu'il n'y est ordinairement et modifier ainsi l'état de l'atmosphère, d'autant plus qu'étant plus pesant que les gaz oxigène et azote il a de la propension à séjourner long-temps dans les couches inférieures de l'air atmosphérique; cependant s'il s'y trouvait en trop grande abondance l'air deviendrait non respirable, puisqu'il suffit d'un dixième de ce gaz dans l'air atmosphérique pour produire l'asphyxie; il est vrai qu'en moindre proportion il pourrait bien n'occasioner que des flatuosités dans l'estomac et des douleurs semblables aux crampes, mais il ne saurait produire les vomissements et les selles attendu qu'il est sédatif de ses symptômes alors qu'ils dépendent d'un état nerveux, et comme l'électricité ne lui fait éprouver aucune sorte d'altération l'on ne saurait imaginer la possibilité de sa décomposition; seulement, la grande affinité du carbone pour l'oxigène, et la circonstance que ses combinaisons avec ce corps sont gazeuses, pourraient

4

peut-être faire présumer qu'une assez grande
quantité de carbone à l'état d'oxide carbonique
a vicié l'air atmosphérique ; mais comme la
réunion de deux volumes de gaz oxide carbonique avec un volume d'oxigène, produit du
gaz acide carbonique, et que c'est constamment
dans cet état de combinaison que l'on rencontre
le carbone dans l'air atmosphérique, cette
supposition n'est pas du tout probable ; par
conséquent, le gaz acide carbonique ne pourrait
agir que par sa quantité ; or, cette quantité
aurait été appréciée par nos instruments eudyométriques, puisqu'il nous est facile de reconnaître l'existence d'un atome de ce gaz dans une
masse d'air, il n'est donc point vraisemblable
que le plus ou le moins de gaz acide carbonique
dans l'air atmosphérique ait pu être la cause
productrice du fléau cholérique.

Le plus ou moins de quantité de gaz aqueux
ou vapeur d'eau dans l'atmosphère, ainsi que
le plus ou moins de calorique, établissent, par
leur durée, des constitutions atmosphériques
qui modifient singulièrement les populations
soumises à leurs influences, et engendrent quelquefois des épidémies qui sont nommées constitutionnelles, et divisées en saisonnières, catas-
tiques, stationnaires, etc. ; mais ces épidémies,
bien différentes à l'épidémie cholérique, ne se
bornent jamais à une seule ville, elles s'étendent
toujours dans un rayon plus ou moins grand ;

ce rayon embrasse, pour l'ordinaire, plusieurs villes et villages à la fois, de même que les campagnes situées dans le circuit de ce rayon, de plus, ces maladies épidémiques se rencontrent constamment comme sporadiques et sont naturelles aux divers climats où elles se développent ; c'est ainsi que l'état plus ou moins hygrométrique de l'air, produit chez nous des affections catarrhales, et le plus ou moins de calorique dans l'atmosphère engendre les affections inflammatoires ; en conséquence, l'on ne peut attribuer le choléra à l'influence d'une constitution atmosphérique, soit hygrométrique ou calorifique, puisque ces constitutions sont variables selon les climats et ne sauraient produire une maladie qui présentât la même physionomie sous toutes les latitudes ; il est vrai que l'on a noté que l'irruption du fléau dans notre capitale a eu lieu à la suite d'un vent nord-est, vent sec et froid qui coïncidait avec une élévation de température au soleil et pendant le milieu du jour, ce qui établissait un contraste sensible dans l'état thermométrique de l'air ; mais cette coïncidence ne s'est point montrée dans d'autres localités ou le choléra a exercé ses ravages, et de même que d'une part l'on accusait les vents secs et froids du nord, d'autre part, l'on attribuait la maladie aux vents humides du midi, ou à l'abaissement de la température, ou enfin, à l'existence des brouillards.

4 *

Le calorique et la lumière peuvent-ils altérer ou modifier les éléments de l'air ? Je ne sache pas qu'aucune expérience ait pu faire soupçonner l'altération des principes constituants de l'air, par suite d'une action chimique de ces corps impondérés, seulement, le plus ou moins de calorique et de lumière dans l'atmosphère fait varier la température, et agit ainsi singulièrement sur notre organisme; mais l'absence ou l'augmentation de ces principes, n'altère en aucune manière les éléments de l'air.

Enfin, il nous paraît peu probable que les principes constituants de l'air puissent s'altérer d'eux-mêmes, l'expérience suivante semble le mettre hors de doute : si, après avoir rempli une cloche d'air atmosphérique, l'on analyse la moitié de l'air qu'elle contient, que l'on note les proportions respectives de chacun des gaz qui le composent, et qu'ensuite, la moitié non-analysée soit conservée dans cette cloche pendant un an, ayant soin de la placer dans une capsule de mercure pour éviter l'introduction d'une nouvelle portion d'air, l'on trouve, après cette époque d'un an, les gaz oxigène, nitrogène et acide carbonique dans les mêmes proportions que dans la première expérience, sans qu'aucun d'eux n'ait subi la moindre altération.

Il est donc loin, bien loin d'être probable que l'air ait été altéré dans ses principes consti-tuants, et plus encore que les causes productrices des maladies qui se transmettent par voie d'infection, telles que le typhus, la fièvre jaune, le choléra, la peste, etc., puissent se former dans l'air sans le secours d'exhalaisons maréca- geuses ou terrestres, les expériences de GIANINI sur son action désinfectante dans ces sortes de maladies, sont de nature à nous convaincre du contraire, et démontrent, d'une manière apo- dictique, que l'*omnipotence* atmosphérique est plutôt un obstacle à la propagation de ces fléaux, qu'un moyen de production.

Toutefois, cette vérité écartée, il resterait toujours difficile de concevoir, comment une maladie, produite par une altération des prin- cipes constituants de l'air, ne se manifeste que sur des points très-circonscrits, tels qu'un vil- lage ou une ville, sans se montrer en même temps dans les campagnes qui entourent ces lieux de circonscriptions, comme nous l'avons observé ici dans le midi par rapport au choléra, et ainsi que cela s'observe encore dans les con- trées ou ces divers fléaux règnent d'une manière endémique; cette seule circonstance est une preuve irréfragable, selon nous, que la mani- festation du choléra en Europe n'a point été produite par le seul fait d'une altération ou modification des principes constituants de l'air; car, dans ce cas, il se serait déclaré tout à la fois et inévitablement sur un rayon d'une grande étendue, frappant également les habitants des campagnes et ceux des villes, ainsi qu'on l'observe dans certaines épidémies de rougeole, de scarlatine, de variole, etc., maladies que l'on pourrait peut-être avec plus de raison attribuer à un état particulier de l'air.

Il est donc peu exact de dire; ce nous semble, « que le lieu où l'atmosphère a subi, dans ses « principes constituants, dans son électricité, « etc., des modifications inapréciables par nos « instruments eudyométriques, mais capables « de troubler la santé des êtres vivants, ce lieu « est un vrai foyer d'infection. » D'autant plus que rien ne prouve la possibilité de cette prétendue altération, et que même en l'admettant comme probable, il serait toujours fort difficile d'expliquer la formation des foyers isolés d'infection par une cause aussi étendue aussi immense que l'air, attendu que l'atmosphère de la terre est agitée comme la mer, d'un flux et d'un reflux, produit par l'influence du soleil et principalement de la lune qui, suivant M. GAY LUSSAC, lui imprime un mouvement d'au moins quatre lieues par heure, dans les moments de plus grand repos apparent, il est donc presque impossible, d'après cette observation, que jamais l'air puisse établir, par son *omnipotence*, un foyer d'infection; nous ajouterons encore, que si ce fait pouvait avoir lieu, il n'y aurait pas de raison pour que nous ne fussions périodiquement en proie à tous les fléaux de l'ancien

et du nouveau monde ; or, l'idée d'une altération ou modification des principes constituants
de l'air, comme cause productrice du choléra,
doit être considérée comme une fiction des
contes des Mille et une nuits.

Dans un rapport officiel adressé à MM. les mi-
nistres de l'instruction publique et du commerce,
MM. Dubreuil et Rech, professeurs à la faculté
de médecine de Montpellier, considèrent le choléra comme une maladie produite par un principe spécifique et reproductible, dont l'importation leur paraît démontrée sans le moindre doute.

C'est après avoir donné leurs soins à un
grand nombre de malades, en parcourant, dans
le midi de la France, les diverses localités où
le choléra manisfestait sa présence ; après
s'être entourés de tous les documents nécessaires,
en tenant exactement compte de toutes les circonstances locales ou accidentelles auxquelles
l'on croyait pouvoir en attribuer le développement ; après avoir examiné, avec la plus
scrupuleuse attention, tous les faits qui leur
paraissaient avoir quelque connexion directe ou
indirecte avec l'apparition et la propagation de
ce fléau ; après avoir enfin, minutieusement
comparé les opinions souvent contradictoires des
médecins qui exerçaient dans les lieux qu'ils ont
visités, que MM. Dubreuil et Rech ont été
naturellement conduits à reconnaître la nature
exotique de cette maladie.

Reprenant ensuite l'étude des épidémies, que l'on divise en quatre grandes classes et dont les caractères sont bien connnus, telles que les *constitutionnelles* ou dépendantes d'un état particulier hygrométrique ou calorifique de l'atmosphère ; les *pandémiques*, occasionées par l'usage d'aliments ou de boissons de mauvaises qualités ; les *infectieuses*, produites par l'exhalaison de principes morbifiques, que M. Naquart a divisées en effleuves, en émanations putrides et en miasmes ; et les *contagieuses*, dues à un *virus* qui se communique par le contact médiat ou par le contact immédiat ; et trouvant, d'une part, de la difficulté à faire entrer le choléra dans l'une de ces classes de maladies épidémiques, et, d'autre part, les diverses opinions qui le font dépendre d'une modification de l'électricité, ou bien de la présence de myriades d'insectes, leur paraissant des *hypothèses trop dénuées de faits pour être acceptées*, ils ont dû établir une cinquième classe de maladies épidémiques, dans laquelle vient se grouper une fatale trinité, la fièvre jaune, la peste et le choléra-morbus asiatique.

Les principes ou germes producteurs de cette cinquième classe de maladies épidémiques sont désignés, dans ce rapport, sous le nom de *semina* ou *séminisfère*.

« Chacun de ces principes, disent MM. les « professeurs, est fourni par la maladie qu'il « engendre à son tour.

« Ils s'échappent des corps vivants non-élaborés
« et dans un état de volatilité extrême ; il faut,
« pour devenir morbifique, qu'ils soient repris
« et vivifiés en quelque sorte par l'atmosphère
« qui en est le seul véhicule.

« Ils ne peuvent être modifiés au moment
« de leur exhalation du corps qui les a fournis ;
« il faut un temps peut-être court, mais qui se
« prolonge ordinairement pendant plusieurs
« jours.

« L'atmosphère qui les reçoit, les transporte
« quelquefois à une assez grande distance.

« Ils agissent, sans doute, plutôt en raison
« de leurs qualités que de leurs quantités. »

MM. Dubreuil et Rech font ensuite remarquer que, « si plusieurs caractères de ces prin-
« cipes sont les mêmes que ceux des principes
« infectieux et que ceux des virus, il en est
« qui leur sont propres, mais ils diffèrent des
« uns et des autres en ce qu'ils n'existent que
« dans un état de volatilisation extrême, qu'ils
« ne naissent pas élaborés, qu'ils deviennent
« morbifiques seulement après avoir été modi-
« fiés par l'atmosphère, et que cette modifi-
« cation ne s'opère qu'autant que celle-ci se trouve
« dans des conditions toutes particulières. »

Établissant ensuite neuf ordres de faits que
cette maladie leur paraît avoir présenté, ils en
donnent l'explication par leur théorie, et ils
ajoutent que *si les médecins les lisent avec*

5

attention ils sont en droit d'espérer qu'ils répé-
teront avec eux :

« 1º Il existe des principes morbifiques tenant
« des principes infectieux et des principes conta-
« gieux ; mais s'en séparant par des caractères
« bien tranchés.

« 2º Ces principes volatils ne deviennent
« morbifiques qu'après avoir été modifiés par
« l'atmosphère qui les reçoit.

« 3º Ils ne peuvent être élaborés par l'atmos-
« phère dans ses conditions ordinaires.

« 4º Un de ces principes est la cause spécifique
« du choléra-morbus asiatique.

« C'est probablement là que viennent se ranger
« la fièvre jaune, la peste, etc. »

Tout en reconnaissant la probabilité et la
lucidité du système par lequel Messieurs les professeurs de Montpellier expliquent l'apparition
et la propagation du fléau cholérique en France,
nous croyons devoir attendre du temps la véri-
fication des principes qui y sont énoncés pour
pouvoir l'accueillir de préférence à un autre ;
d'autant plus, que, comme ils l'avouent eux-
mêmes, leur système est encore incomplet, et
qu'il nous paraît fort difficile d'admettre, ainsi
que ces messieurs le pensent, que les causes productrices de cette maladie puissent germer, se dé-
velopper dans l'atmosphère et y être transportées
quelquefois à une assez grande distance, puisqu'elle ne s'est point étendue dans les campagnes

qui entourent les villes ou les villages dans lesquels elle a sévi, à moins qu'elle n'y ait été importée, que même à Marseille, les Grecs qui ont eu recours aux précautions usitées dans le levant, les religieuses cloitrées, ainsi que les prisons et le collége n'ont éprouvé aucune atteinte du fléau, quoique l'atmosphère fut la même partout; qu'à Alep, les français s'en sont préservés en se renfermant dans leurs maisons, et qu'il est depuis long-temps reconnu que l'air atmosphérique tend toujours à annihiler l'action des causes morbifiques qui peuvent s'y répandre, en les modifiant et les disséminant à l'infini par la force de ses courants.

L'on a encore cherché à établir qu'il existe une relation marquée entre la marche de l'épidémie cholérique et la nature du sol; de cette idée est né, en Allemagne, le système géologique du choléra, système par lequel on prétend expliquer la propagation et la ténacité de ce fléau dans certaines localités.

Suivant cette théorie, dont M. SCHENUKER paraît être le premier qui en a posé les bases, les terrains tertiaires, diluviens et alluviens, ordinairement formés par des roches friables et absorbantes, telles que la craie, le schiste, etc., seraient favorables à la propagation du choléra, et possèderaient une faculté attractive en faveur de ces causes productrices, quelles qu'elles soient, au moyen de laquelle elles acquerraient

plus de forces, plus d'activité et, pour ainsi
parler, un droit de bourgeoisie; tandis que les
terrains primitifs ou secondaires, formés principalement de roches dures et imperméables,
auraient la faculté contraire, et repousseraient
ces causes productrices; ce qui revient à dire que
les lieux bas et humides sont plus favorables
aux épidémies que les lieux élevés et secs; néanmoins, M. Carrely, dans une note adressée à
l'Académie des sciences de Bruxelles, adoptant
cette théorie, cherche à démontrer la nécessité
d'un terrain tertiaire, diluvien et alluvien,
pour que le développement des causes productrices du choléra puisse s'effectuer; à son
exemple, un médecin de notre ville, contagio-
niste d'ailleurs, dans un mémoire adressé à la
société de Statistique, se complaît à trouver que
Marseille n'a été ravagée par ce terrible fléau,
que parce que les nouveaux quartiers de cette
ville sont situés sur un terrain d'alluvion; les
faits semblent avoir pris à tâche de démentir
cette théorie, le choléra dans sa marche enva-
hissante n'a voulu faire aucune distinction de
terrains, il s'est tout aussi bien montré avec la
même force dans des pays situés sur des terrains
élevés primitifs ou secondaires, que dans ceux
plongés dans les vallées formées par des terrains
tertiaires diluviens et alluviens.

Mais quelques géologistes ont de plus avancé
que le développement du choléra était dû à une

disposition de terrains tertiaires qui s'établit
successivement en parcourant le vieux continent
et les îles adjacentes, cette supposition pourrait
avoir quelque vraisemblance si , comme le fait
remarquer le savant M. Broussais, à qui nous
empruntons ces dernières lignes , l'on démontrait
des changements dans la direction des courants
électriques ou magnétiques, ou des substitutions
de leurs pôles les uns aux autres. Toutefois il
resterait encore une grande difficulté; car comment se ferait-il que ces perturbations suivissent
précisément la marche des corps armés, ainsi
qu'on l'a vu en Russie, en Pologne et en Autriche ?

Ce système ne peut donc point expliquer le
développement ni la propagation du fléau cholérique. Malgré les subtilités des apologistes de
la géologie du choléra, nous n'en resterons pas
moins convaincus que cette théorie repose sur
des bases totalement fausses.

La supposition de la présence dans l'atmosphère d'animalcules vénimeux, inaccessibles à
tous nos instruments d'optique est encore fort
ancienne, les premiers Romains attribuèrent les
fièvres thyphoïdes des marais pontins , à la présence de myriades d'insectes développés dans ces
eaux stagnantes, opinion qui fut plus tard par-
tagée par le célèbre Linnée; dans cette croyance,
ils cherchaient à se garantir de la maladie en se
couvrant la figure d'une simple gaze, pratique
encore usitée dans le Levant, par quelque per-

sonne, dans l'intention de se défendre des atteintes de la peste; comme, dans son invasion
en Europe, le choléra a semblé suivre particulièrement les bords des fleuves et des rivières,
ainsi que les lieux bas et humides, et que les
ateliers où l'on prépare le tabac, les tanneries
et les pharmacies paraissaient en être préservés,
l'on a cru devoir attribuer ce fléau à des insectes
qui voyageaient à la faveur de l'état hygrométrique de l'air, et se trouvaient repoussés par les
particules odorantes qui s'exhalent de ces divers
ateliers et officines.

Cependant les substances odorantes et vola-
tiles, l'huile de cajeput, quoiqu'employées
avec succès pour éloigner les insectes, puisque
ces matières servent en taxidermie ainsi que
pour en préserver les vêtements, n'ont pu nous
garantir du choléra, et le chlore qui détruit les
produits animaux a été aussi inefficace contre
l'invasion de cette grande épidémie; M. JAKNIKEN,
médecin russe, dans son savant et consciencieux
rapport à l'Académie de médecine de Paris,
récuse la puissance du chlore, et déclare qu'il
a été sans succès dans le salon du riche comme
dans la cabane du pauvre. Il est facile de ré-
pondre à cela, que comme il y a des animaux,
que l'on nomme infusoire, qui vivent dans le
feu, il peut bien exister des insectes qui ne sauraient être détruits par l'action du chlore, mais
rien, jusqu'à ce jour, n'a pu nous en fournir

la certitude; nous n'en demeurons pas moins
convaincus que le gaz qui, par son contact avec
des chairs en putréfaction, lui enlève toute
odeur, et qui passant dans une eau corrompue,
la désinfecte, est un produit susceptible de désinfecter et de détruire les miasmes, qui pourraient
occasioner ou faciliter la propagation d'une
maladie transmissible, et que l'on ne doit point
trop tôt se lasser de son emploi ainsi qu'on l'a
fait pour le choléra.

Mais la supposition de la présence d'animalcules vénimeux dans l'air atmosphérique
nous paraît inadmissible, et ne mérite pas une
réfutation sérieuse; nous n'en aurions pas même
fait mention si elle n'avait servi de base à une
explication concernant la marche de l'épidémie.
En conséquence, nous ferons seulement remarquer que les auteurs de cette opinion font
voyager ces animalcules par essaims, et leur
reconnaissent la faculté de se diriger dans tel
lieu plutôt que dans tel autre, suivant que leur
instinct paraît leur assigner un aliment plus ou
moins convenable à leur existence; ce qui explique, selon eux, les divers sauts et bonds que
semble faire le choléra. Cette supposition nous
paraît illusoire, car il est difficile de se figurer
que des animalcules, infiniment petits, pas
même microscopiques, puissent traverser un
long espace sans être complètement annihilés
par les vents; les tempêtes, les ouragans et
par tant d'autres causes de destruction.

Par suite des recherches auxquelles nous nous sommes livrés, il reste démontré, pour nous, que le principe qui tend à produire le choléra, dont nous avons éprouvé les cruelles atteintes, réside évidemment dans l'action de certains miasmes ; mais il n'est pas du tout prouvé que ces miasmes aient été dirigés d'orient en occident par l'action des vents, encore moins qu'ils se soient formés de toute pièce dans nos localités ; tout effet suppose une cause, et la cause du principe miasmatique du choléra ne saurait être trouvée en Europe, si elle y existait il n'y aurait pas de raison pour que cette maladie ne s'y fût montrée plus souvent.

HIPPOCRATE et la plupart des anciens médecins croyaient que les causes des maladies épidémiques étaient constamment renfermées dans l'air atmosphérique, qu'elles s'y formaient par quelque action inconnue des astres, ou que l'air y servait de véhicule et moyen de transport ; mais, ainsi que nous l'avons déja fait remarquer, les progrès des sciences physiques ont renversé les spéculations élevées sur l'influence des astres ; et les altérations de l'air, bien que causes quelquefois présumables, n'ont pas toujours pu rendre raison du dévelopement des maladies épidémiques.

Il existe, sans doute, dans l'atmosphère ambiante d'une ville en proie à une épidémie indigène ou exotique, des miasmes qui détermi-

nent et propagent la maladie; mais ces miasmes
ne sauraient être transmis au loin avec leur qualités inhérentes par l'action des courants d'air;
car il est d'observation constante que la ventilation divisant et subdivisant les miasmes à l'infini,
les détruit, ou pour le moins les rend totalement
inertes. Exemple, ce qui vient de se passer tout
récemment sous nos yeux; des vents très-forts
ont parcouru toutes les directions pendant que
l'épidémie cholérique a régné dans notre ville,
et cependant les campagnes qui l'entourent ont
été exemptes du fléau; ce qui se passe aussi tous
les jours dans les lazarets, où il suffit de la ventilation pour désinfecter les marchandises plus
ou moins imprégnées de miasmes contagieux;
cela est d'autant plus vrai, que depuis 1720,
époque à laquelle notre ville fut ravagée par la
peste, l'observation rigoureuse des quarantaines
et l'usage de la *sereine* nous en ont constamment
préservés, quoique cette maladie ait été importée
bon nombre de fois dans notre lazaret, de même
que la fièvre jaune; et chose remarquable, qui
prouve de la manière la plus péremptoire que
l'air atmosphérique ne peut être le véhicule
propagateur des maladies miasmatiques, c'est
que le vent du nord-ouest, vent ordinaire de nos
contrées, passe dans notre lazaret, qui se trouve
situé dans cette direction par rapport à la cité,
par conséquent sur les marchandises imprégnées
de miasmes contagieux et pestilentiels, avant de

traverser la ville, et pourtant, jamais cas de peste ni de fièvre jaune ne s'est manifesté dans Marseille, alors que l'une de ces maladies se trouvait exerçant ses ravages dans le lazaret ; ce qui se passe encore auprès de tous les lieux où des eaux stagnantes laissent exhaler dans l'atmosphère des miasmes plus ou moins mortifères, selon la nature des terrains ou des substances végétales ou animales qu'ils tiennent en décomposition, et qui, suivant les lieux ou les climats, donnent naissance à des maladies miasmatiques d'une nature différente, comme les fièvres intermittentes en France, les fièvres thyphoïdes en Italie, la fièvre jaune en Amérique, la peste en Égypte, et le choléra-morbus dans l'Inde ; hé bien, ces miasmes, exhalés des marais et répandus dans l'atmosphère, n'ont, pour l'ordinaire, une action délétère qu'aux environs des lieux qui les produisent, et les contrées limitrophes n'en éprouvent aucune atteinte, par la raison toute simple que, dispersés par les vents et ainsi soumis à des divisions et subdivisions successives, ces miasmes se détruisent, ou deviennent complètement inertes, par le seul fait de leur dissémination ; ce n'est donc point par l'action des vents que les miasmes qui produisent le choléra ont pu arriver jusqu'à nous.

Il y a plus, la marche de propagation qu'a suivi ce fléau prouve encore qu'il ne peut être dû à des causes voyageuses répandues dans l'air atmosphérique; d'abord, sa manifestation sur des points très-circonscrits, tels qu'un village ou une ville, sans se répandre au dehors de l'enceinte de ces lieux, la facilité de s'en préserver, même dans le pays infecté, en s'éloignant des foyers partiels d'infection, ou en se séquestrant volontairement, ainsi qu'on l'a vu en Angleterre où la séquestration et l'isolement ont laissé les casernes et les prisons intactes, et en Écosse où, par de sages précautions, la ville d'Édimbourg n'a eu que deux cents cholériques, sur une population de deux cent mille habitants (1); de même que nous avons pu aussi l'observer chez nous pour les prisons, les religieuses cloîtrées, le collége, les Grecs, etc.; puis sa cessation lente et graduée, formant comme, pour ainsi dire, le retour de sa marche ascendente; sa disparition complète du pays qu'il a ravagé, et son apparition en d'autres lieux plus ou moins éloignés, s'opérant comme par sauts et par bonds, sans pourtant suivre la direction des vents; ensuite, l'impossibilité de concevoir qu'un germe épidémique flottant dans l'air, dirigé par les vents, puisse voyager, depuis les bords du Gange jusqu'aux rives de la Tamise et de la Seine, et cela pendant une période de quatorze ans, sans être altéré dans ses qualités inhérentes mortifères,

(1) Voyez *Conseils aux habitants de Marseille et de la Provence pour se préserver du choléra*, par le docteur J. L. M. ROBERT, de Marseille.

6*

en traversant les mers, tant de climats divers, et sous l'influence de tant de vicissitudes atmosphériques; toutes ces circonstances, considérées par les non contagionistes comme des anomalies inexplicables, sont la preuve, disons-nous, que le choléra n'est point produit par des causes qui voyagent dans l'air atmosphérique, mais bien par des causes qui, au contraire, sont ensuite annihilées par l'action des vents.

Il reste donc démontré, par le résultat de nos recherches que l'air atmosphérique ne peut être considéré ni comme le principe ni comme le véhicule propagateur des causes productrices des maladies miasmatiques, telles que le choléra, la fièvre jaune, la peste, etc., que, par contraire, l'*omnipotence* atmosphérique, dans ces sortes de cas, est plutôt le destructeur du mal qu'un moyen de propagation; ce qui justifie les observations de LANCISIS, qui tendent à prouver que les émanations miasmatiques, que postérieurement MM. THÉNARD, JULIA et DUPUYTREN ont pu saisir dans une matière putrescible, mélangée à l'atmosphère ambiante des lieux infectés, ne peuvent voyager dans l'air, puisqu'elles sont en général plus pesantes que l'air atmosphérique. C'est pour cela qu'elles ne font sentir leur influence qu'à une très-petite élévation au-dessus du sol, et que leur dispersion, par l'action des vents, est modifiée par une foule de conditions, telles que l'état hygrométrique de l'air, sa température, son calme et son agitation. Cette particularité explique pourquoi telle ou telle partie d'une maison, d'une rue ou d'un quartier, éprouve plus spécialement leurs effets, ainsi que nous avons eu occasion de nous en assurer dans la marche de propagation que le choléra a suivie chez nous.

L'infection est donc un mode de contagion par lequel des émanations morbifiques, répandues dans une portion d'air, agissent sur un ou plusieurs individus soumis à leur influence, ainsi que cela peut avoir lieu dans l'atmosphère qui entoure le lit d'un malade, dans celui de son appartement, dans celui qui entoure des marchandises imprégnées de miasmes pestilentiels, ou de substances végétales ou animales en putréfaction, enfin dans l'atmosphère ambiante des marais ou d'une ville en proie à une épidémie indigène ou exotique ; remarquons en passant que le mot d'*épidémie* n'est point synonyme de celui d'*infection*, ainsi que quelques auteurs ont paru le faire entendre, puisque les maladies produites par ce mode de contagion peuvent bien ne point devenir épidémiques, alors que l'on borne leur extension, et que, par contraire, celles qu'une constitution atmosphérique développe ne sont le plus souvent susceptibles d'aucun genre de transmission.

Toutefois, il est reconnu, de temps immémorial, qu'il est des miasmes qui ont la faculté de conserver leurs qualités mortifères, et de les exercer dans des pays plus ou moins éloignés du lieu de leur formation ; c'est qu'alors ils y sont importés à l'aide de certains corps poreux préservés du contact trop souvent répété de l'air ; de cette vérité dérive l'établissement de nos lazarets.

Les miasmes cholériques nous paraissent jouir d'une égale faculté ; les faits cliniques viennent à l'appui de cette opinion, en présentant à l'observation des individus qui ont pu en garder le germe pendant huit jours, et qui, atteints du choléra, après cette période d'incubation, loin du pays infecté, l'ont quelquefois transmis à leurs proches ; l'observation suivante, qui nous a été communiquée par M. le docteur Ducros jeune, en est un exemple frappant : le nommé Coutel, moutonnier, de Ste-Tulle, vient à Marseille, le premier mars 1835, époque de la première invasion, il y reste douze heures, retourne à pied, par un temps froid et humide, dans son pays, qui est à douze lieues de distance ; le lendemain de son arrivée, il est atteint du choléra, et succombe, après trente-six heures de souffrances, offrant, à la peau, la couleur hortensiée, l'excavation des globes occulaires et un amaigrissement considérable ; la femme Coutel est frappée trois jours après de la maladie, et meurt, après avoir éprouvé les mêmes symptômes cholériques qu'avait présenté son mari ; M. Arène, médecin du lieu, et quatre personnes qui avaient soigné les deux cholériques morts, furent atteints d'une diarrhée cholériforme, et guérirent; des précautions furent prises par l'autorité locale : les approches de la maison qu'habitaient les cholériques furent défendues, leurs hardes brûlées, et la maladie borna là ses ravages.

M. le docteur Gendron, dans un mémoire sur les maladies épidémiques, inséré dans le Journal des connaissances médico-chirurgicales, janvier 1835, cite un grand nombre de faits qui prouvent l'importation et la contagion du choléra; M. Billeray, médecin en chef de l'hôpital civil et militaire de Grenoble; dans un ouvrage sur cette matière, rempli de vues judicieuses qui méritent l'attention des médecins, professe la même opinion; nous avons vu nous-même ici, dans la campagne, deux blanchisseuses qui furent atteintes du fléau pour avoir lavé du linge qui avait servi à des cholériques; l'une d'elles mourut dans l'espace de trente heures. M. le docteur Quin, médecin ordinaire de sa majesté Léopold Ier, roi des Belges, rapporte, dans son mémoire sur le traitement homœopathique du choléra, entre autres faits qui justifient de sa contagion, les faits suivants : « Dans un hôpi- « tal, en Gallicie, le choléra se déclara dans une « salle au premier étage. Immédiatement, les mé- « decins du rez de chaussée et du second firent « mûrer les communications avec le premier, et

« pratiquer en dehors de nouveaux escaliers en
« bois. Nombre de malades furent attaqués et
« moururent au premier étage; pas un seul cas
« de choléra ne se manifesta au rez de chaussée
« ni au second.

« A Lemberg, le sous-prieur des Carmelites
« alla confesser un cholérique; étant sourd, il
« avait l'habitude de s'approcher beaucoup de la
« bouche des pénitents. De retour au couvent, il
« se rendit, sans changer d'habit, chez le prieur;
« à minuit, ce dernier fut pris du choléra, et
« mourut en huit heures. Le matin suivant, le
« sous-prieur fut frappé, et expira en trois jours.
« Un novice, qui le soigna, fut atteint, et mou-
« rut. Un frère laïque, qui frictionna ces der-
« niers, eut la maladie, mais guérit. Tous les
« autres habitants du couvent furent immédiate-
« ment isolés les uns des autres; beaucoup de
« précautions furent prises; mais presque tous
« éprouvèrent une violente diarrhée qui, cepen-
« dant, céda aux remèdes. »

Le bâtiment à vapeur la Chimère partit de
Marseille lorsque, dans la seconde invasion, le
choléra y moissonnait ses victimes; arrivé à
Alger, il débarqua deux individus de son équi-
page atteints de la maladie; le surlendemain,
quelques personnes, qui avaient communiqué
avec les malades, furent atteintes, et le fléau
s'étendit dans le pays (1). Nous pourrions faci-

(1) Voir le *Garde national* du 20 août 1835.

lement multiplier ces citations par un grand
nombre de faits qui nous sont propres; mais
nous avons préféré rapporter les observations
d'autrui, afin que l'on ne puisse pas nous soupçonner d'avoir observé avec des idées préconçues,
et nous pensons en avoir dit assez pour prouver
que l'opinion des non-contagionistes n'est pas
toujours soutenue par les faits.

Mais pour que ces miasmes puissent exercer
leur action, alors qu'ils sont importés, il est
possible qu'ils aient besoin de certaines circonstances qui probablement ne se rencontrent pas
toujours et qui sont très-difficiles à expliquer,
soit sous le rapport de leur quantité, soit sous
celui des agents étrangers à leur nature qui
peuvent en faciliter ou en retarder le développement, ainsi qu'à l'état plus ou moins
hygrométrique de l'air, à sa température, ou
à d'autres conditions encore inconnues, etc. ;
il est possible aussi que, dans quelques cas,
des circonstances locales puissent influer sur
leur action plus ou moins meurtrières.

Les divers degrés de mal produit sur l'homme
par l'action de ces miasmes paraissent être dûs,
autant à leur quantité relative qu'aux divers
degrés d'impressionnabilité et d'aptitude, qu'ap-
portent en lui le tempérament et l'idiosyncrasie
dont la nature l'a doué, qualités individuelles
très-variables, qui servent à démontrer que deux
causes sont nécessaires pour qu'il y ait dans

7

l'homme développement du choléra (1), 1° *la cause inhérente à l'individu*, c'est-à-dire qui tient à la disposition momentanée de l'organisme, ce qui n'est autre chose que l'aptitude; 2° *la cause extérieure*, c'est-à dire l'action des miasmes. *Sans la combinaison de ces deux causes il ne peut y avoir choléra, c'est ce qui explique les nombreuses exceptions parmi la multitude des personnes soumises à l'influence de l'épidémie;* et ce qui, peut-être à tort, porte à considérer la maladie comme non-transmissible.

En effet, la contagion ne s'effectue jamais d'une manière absolue, elle est toujours relative aux diverses idiosyncrasies individuelles; la syphilis, la gale, la variole, le typhus, la peste, etc., ne sont transmissibles que pour les individus, qui, s'exposant à leur contagion, portent en eux l'aptitude à se laisser influencer par l'action des virus ou des miasmes qui produisent ces maladies; exempt de cette aptitude ils peuvent impunément braver le danger, les fastes de la science en fournissent de nombreux exemples. Qu'il nous suffise ici d'en citer quelques-uns; tandis que la peste moissonne par centaine les habitants de Smyrne et de Constantinople, la plupart des infirmiers des hôpitaux semblent en quelque sorte invulnérables. Un vénérable religieux, le père JOSEPH, capucin, a passé cinquante

(1) Voyez la *Relation du choléra*, par MM. les docteurs GIRAUD, MARTIN, DUCROS et ROUX. Marseille, 1832.

ans de sa vie dans une de ces maisons de dou-
leur. Dans la dernière peste d'Égypte, qui,
pour le dire en passant, semble avoir offert,
dans cette contrée, les mêmes anomalies de propagation que le choléra chez nous, les médecins
français, attachés au service du pacha, ont donné
leurs soins aux malades, souvent sans aucune
précaution, et pourtant ils n'ont pas été atteints
de la peste. Ici, dans notre lazaret, un chi-
rurgien quaranténaire toucha et manipula un
individu mort de la peste, cependant il n'é-
prouva aucun dérangement dans sa santé. Lorsque le typhus règne dans nos hôpitaux il n'atteint pas tous ceux qui donnent des soins aux
malades; tous les jours, dans ces mêmes hôpitaux, les élèves touchent et saignent les galeux
et fort peu contractent la gale; il n'y a pas un
médecin qui, dans sa pratique, n'ait eu occasion d'inoculer plusieurs fois le virus vaccin à
des enfants dont l'organisme est réfractaire à
l'action de ce virus; la syphilis même n'est pas
toujours communiquée à ceux qui s'exposent à
sa contagion, il y a même des organisations
heureuses à cet égard; j'ai connu des individus
qui n'ont jamais pu la contracter: est-ce à dire
que ces maladies ne sont point contagieuses ?
Mais l'aptitude, ainsi que nous l'avons observé,
n'est pas la seule condition pour que la transmissibilité de ces maladies ait lieu, il faut encore
l'action des virus ou des miasmes; hé bien ! cette

action est nulle ou presque nulle suivant les périodes de la maladie. C'est ainsi que l'on voit le virus vaccin perdre sa propriété communicative après le dixième jour ; qu'à certaines périodes de la peste, l'on peut inoculer le pus des bubons pestilentiels sans voir se manifester les accidents de cette maladie ; comme le prouve les expériences faites en Égypte par M. DESGENETTE et plusieurs autres médecins français ; ce qui est peut-être aussi la cause que des médecins ont pu impunément boire les matières vomies des cholériques, et à l'exemple de M. le docteur CHERVIN, coucher dans les draps d'un individu mort de la fièvre jaune. Il nous serait facile de fournir un plus grand nombre de ces exemples, mais nous pensons qu'une plus longue énumération deviendrait fastidieuse.

Enfin, les fièvres intermittentes de nos contrées, ainsi que les fièvres typhoïdes d'Italie, la fièvre jaune d'Amérique, le choléra-morbus indien et la peste d'Égypte, sont des maladies qui ont toujours été considérées comme étant produites par l'action de particules gazeuses très-subtiles, qui se dégagent du sein des marais ou eaux stagnantes, établis sur les diverses régions du globe ou ces maladies apparaissent à certaines époques de l'année.

Ces particules gazeuses, qui échappent à tous nos moyens d'investigation et ne peuvent être appréciées que par leurs effets plus ou moins meurtriers, ont reçu le nom de miasmes.

Ces miasmes , dont les non-contagionistes nient l'existence par cela même qu'ils n'ont pu les saisir et les analyser, donnent naissance, par leur contact sur l'organisme animal , à des phénomènes pathologiques qui diffèrent selon les lieux et les climats où ils se développent , et selon les diverses idiosyncrasies individuelles soumises à leurs influences; ils présentent néanmoins dans la manifestation de leur action un caractère générique qui semble indiquer l'identité de leur principe élémentaire.

La différence des effets produits par l'action des miasmes, selon les contrées d'où ils proviennent, semble devoir donc être attribuée à la nature du sol des diverses localités ou existent les effluves telluriques, aux diverses espèces et quantités de substances végétales et animales qu'ils tiennent en décomposition, ainsi qu'à certaines combinaisons que l'on peut conjecturer être opérées par un effet *électro-hygrométrique accidentel*, variable selon les climats ou latitudes, et particulier à l'atmosphère ambiante des marais; d'où il résulte que la diversité des qualités inhérentes aux miasmes, dépend évidemment de certaines modifications éprouvées par le principe élémentaire, en se combinant avec des causes encore inconnues, mais particulières aux localités et aux climats; causes qui les douent de facultés propres à occasioner, par leur action, ces divers groupes de symptômes ou phénomènes pathologiques, désignés par les noms de fièvres intermittentes, fièvres thyphoïdes, fièvres jaunes, peste, choléra-morbus asiatique, etc., et donne à certains miasmes le privilége de pouvoir être importé loin du lieu de leur formation; d'y exercer leur propriété plus ou moins mortifères à l'aide des modes de transmissions connus sous les noms d'infection et de contagion médiate ou immédiate.

Ce privilége est quelquefois acquis aux miasmes de nos marais; nous avons pu l'observer, il y a quelques années, pour les fièvres intermittentes du cap Couronne et de Carri, qui, à cette époque, sévirent avec un certain degré de malignité jusqu'alors inconnu, revêtant la forme typhoïde, et devinrent susceptibles d'être importées à huit ou dix lieues de distance aux environs; ce fait, qui ne s'est plus reproduit, et d'autres semblables que l'on trouve dans les auteurs, tendent à prouver que les fièvres intermittentes de nos marais peuvent bien quelquefois, par des circonstances encore inconnues, devenir transmissibles.

Cette doctrine, résultat de l'observation et de l'expérience des siècles passés, avait été religieusement respectée jusqu'à ces derniers temps, et contribue encore au maintien de la santé publique par l'établissement de nos lazarets, ainsi que par les moyens de désinfection qui y sont en usage, tels que la ventilation, qui mérite à juste

titre le nom de moyen désinfectant par excel-
lence; mais des médecins plus jaloux sans doute
de se faire remarquer par la hardiesse de leur
assertion que par leur amour pour la vraie
science, ont cru devoir réléguer dans le pays
des chimères les faits que l'observation et l'expérience avaient recueillis, et, suivant cette voie
de dénégation, ils ont ainsi proclamés le système
funeste de la non-contagion ; aussi voulant faire
valoir leur opinion ils ont encombré l'Europe
civilisée d'une multitude d'écrits, dans lesquels
les faits tronqués ou torturés, sont présentés
comme conformes au système dévastateur qu'ils
ont pris à tâche de propager.

C'est encore dans ce but que les non-contagionistes feignent d'ignorer que les partisans de la
contagion comprennent à dessein parmi les
maladies contagieuses celles dont le mode de
transmissibilité s'opère particulièrement par
voie d'infection, attendu qu'elles sont aussi
redoutables dans leur propagation que difficiles
à classer dans un cadre nosologique, puisque
plusieurs d'entre elles, comme la variole, la
scarlatine, le typhus nosocomial, la peste,
etc., se communiquent par les trois modes de
transmission connus, ils croient cependant nous
accabler de leurs sarcasmes, en soutenant à
tort et à travers que l'infection n'est point un
mode de contagion, bien que M. DEVEZE, leur
idole, n'ait pu réussir à établir des limites

tranchées de démarcation entre ces deux moyens
de propagation, et à la faveur de cette dissidence,
ils insinuent le doute sur la vérité des faits
nombreux recueillis dès la plus haute antiquité.

Mais comme il résulte de faits positifs, irré-
cusables et constatés par l'observation et par
l'expérience, que les causes productrices des
maladies transmissibles, notamment de celles qui
se développent d'une manière endémique dans
les régions équatoriales du globe, peuvent, dans
certaines circonstances et par des causes encore
inconnues, nous être importées à l'aide de certains
corps hygrométriques qui s'en imprégnent faci-
lement, les partisans de la contagion ont dû,
dans l'intérêt de l'humanité qu'ils sont appelés à
garantir de ces terribles fléaux, englober sous une
même dénomination toutes les maladies susceptibles de transmission par quel mode que ce soit,
et, généralisant ainsi le mot de contagion, ils ont
eu pour but d'assurer et de faciliter les moyens
de précautions que l'expérience a démontré nécessaires depuis Moïse (1) jusqu'à nous.

De tout ce qui précède, nous croyons pouvoir
formuler les propositions suivantes:

(1) Quelques anti-contagionistes, voulant ignorer sans doute
que Moïse a le premier donné l'idée des lazarets, en séquestrant
les lépreux et les personnes atteintes de la gonorrhée, regardent
le système de la contagion comme moderne : ils ne le font guère
remonter qu'au 15me siècle, époque à laquelle FRACASTOR l'établit
à peu près comme on l'admet de nos jours.

1º Que le fléau qui vient de ravager Marseille et le Midi, n'est point une maladie indigène, et comme elle s'est présentée avec tous les caractères du choléra-morbus indien, nous pensons devoir lui consacrer le nom de *choléra-morbus asiatique.*

2º Que sans nous enquérir de la marche qu'elle a parcourue pour arriver jusqu'à nous (1), nous disons que le peu de probabilité des diverses opinions que nous venons d'examiner, nous fait un devoir de raisonner comme nos bons aïeux, en la considérant comme importée.

3º Que cette maladie est transmissible par infection, et rentre, par conséquent, dans la classe des maladies contagieuses, mais pour que cette transmissibilité s'effectue il faut une disposition de l'organisme, une véritable aptitude.

4º Enfin, que des mesures sanitaires bien entendues, d'accord avec les intérêts du commerce, sont d'une nécessité absolue, pour garantir à l'avenir les populations de nos contrées. Espérons que nos intendances sanitaires et le gouvernement protecteur qui nous régit apprécieront, à leur juste valeur, les assertions hardies des non-contagionistes, aujourd'hui surtout, *que l'expérience en grand à laquelle la France*

(1) Voyez l'excellente *Histoire du choléra-morbus asiatique*, par MM. Augustin FABRE et Fortuné CHAILAN (Marseille, 1836) où la marche de cette terrible épidémie est décrite avec la plus grande précision.

vient d'être soumise (1) a établi d'une manière si incontestable, que nous ne possédons aucun agent thérapeutique ni aucune méthode de traitement qui puisse, dans nos climats, triompher de ces terribles fléaux.

Nous savons que l'on peut nous opposer des faits qui semblent impliquer contradiction à notre doctrine, ces faits nous les connaissons, et, quelque nombreux qu'ils soient, ils ne sauraient annuler nos assertions; que l'on peut aussi accuser notre théorie d'avoir pour base un principe qui échappe à tous nos moyens d'investigation; à cela nous répondons, que l'expérience et l'observation sanctionnent notre manière de voir, que tout prouve l'existence du principe que nous admettons qui a reçu le nom de miasme, que si nos adversaires veulent totalement le rejeter, nous les prions de nous indiquer quelle est la cause qui se dégageant de nos marais produit les fièvres intermittentes, et celle aussi qui, renfermée dans un ballot de marchandises, importées de certains lieux, est susceptible d'infectionner une ville, même une contrée? Ainsi que nous en avons plusieurs exemples par rapport à la peste.

Mais de ce que nous ne savons pas positivement quel est le vrai mode d'importation du choléra, de ce qu'il nous est impossible de désigner

(1) Voyez le *Garde national* des 24, 27 et 28 mars 1836.

la nature des corps qui ont plus ou moins d'affinité pour les miasmes cholériques et partant
qui servent à leur importation, de ce que nous
ne connaissons pas mieux quelles sont les conditions favorables ou contraires à sa transmissibilité, de ce qu'enfin, nous ne pouvons pas
assigner les divers degrés d'aptitude à le con-
cracter, faut-il en inférer que la maladie n'est
point transmissible, et nier ainsi la possibilité
de son importation? Autant vaudrait, ce nous
semble, nier l'existence de la divinité, puisqu'elle ne se fait connaître à nous que par ses
œuvres.

FIN.

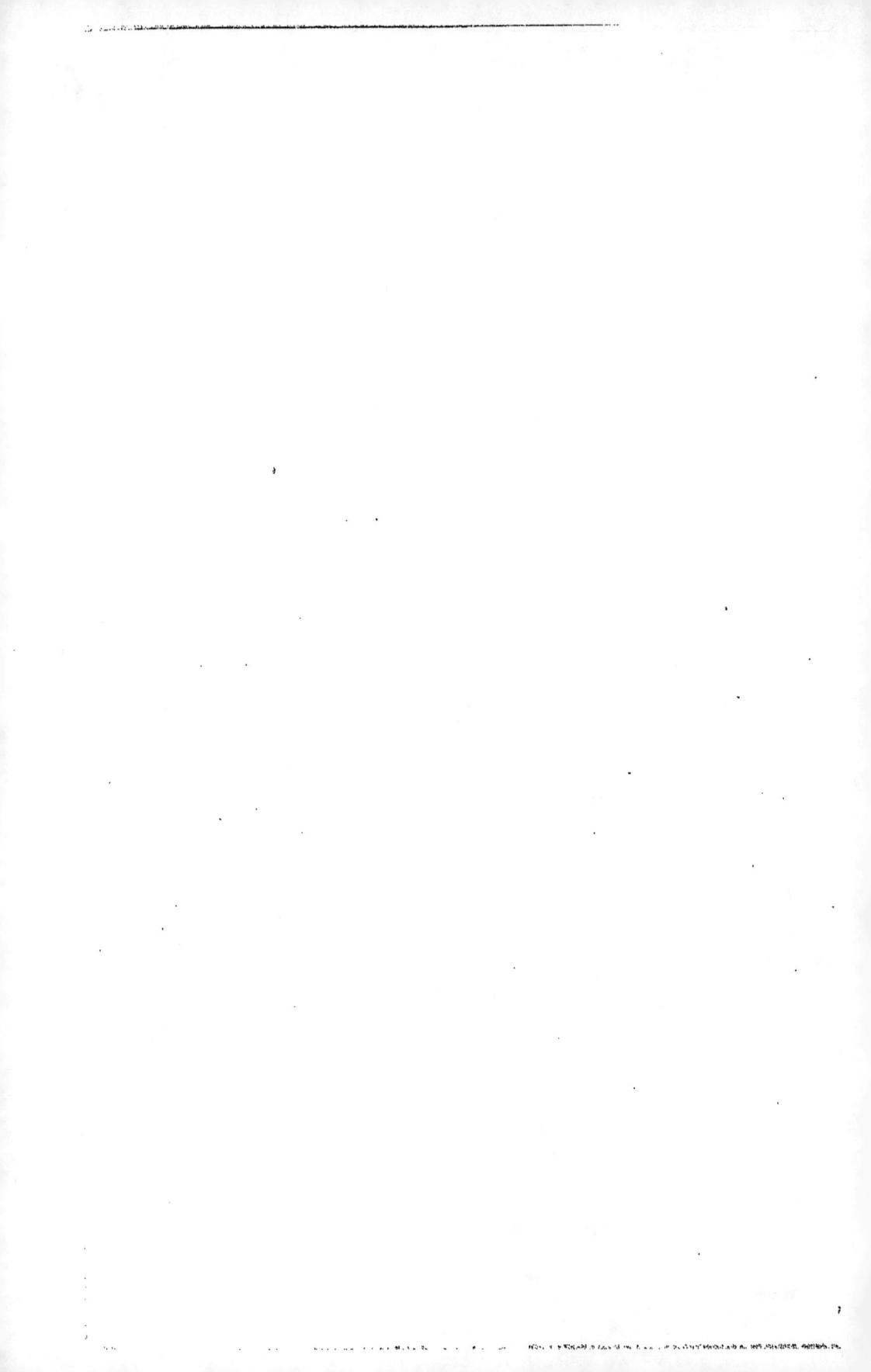

www.ingramcontent.com/pod-product-compliance
Lightning Source LLC
Chambersburg PA
CBHW070828210326
41520CB00011B/2164